Ueber

den sogenannten

Wunderdoctor Grabe.

Nebst

Mittheilung

des

amtlichen Berichts

über seine

angestellten Heilversuche.

Vom

Dr. Rust.

Berlin 1824,

gedruckt und verlegt

bei G. Reimer.

Aus dem Magazine fur die gesammte Heilkunde (XVIII. B. 3tes Heft) besonders abgedruckt.

In einer Zeit, wie die gegenwärtige, in welcher sogar öffentliche Lehrer der Heilkunde sich für das Mystisch-Wunderbare in der Natur erklären zu müssen glauben, und sich berufen fühlen, den natürlichen Hang des Volkes zum Aberglauben durch eigens abgefaſste Schriften zu bestärken und zu befestigen, kann es eben nichts Auffallendes seyn, von einem neu erstandenen Wunderdoctor zu hören, der durch Auflegen der Hände, durch Bestreichen, Besprechen und ähnlichen mystischen Unsinn Kranke zu heilen vorgibt, und sich als ein auſserordentliches Wesen darzustellen, in der That aber dabei sich zu bereichern, oder andere profane Absichten zu erlangen, versucht. Von diesem Gesichtspuncte aus dürfte es wohl kaum der Mühe werth seyn, über den Dienstknecht Grabe ein Wort zu verlieren, denn er gehört eigentlich nur zu den Phänomenen, die sich von Jahr zu Jahr wiederholen, und die, kaum als glänzende Meteore am Horizonte sich zeigend, auch schon wieder in ihr Nichts zurücksinken. Indessen gehört die Erscheinung Grabe's doch auch zu den ungewöhnlichern; denn seit Jahren hat kein Gaukler, selbst den Fürsten Hohenlohe nicht ausgenommen, so viel Aufsehn gemacht, so viel Vertrauen erweckt, so viel Glauben an seine Wunderkräfte erregt, so viele Vertheidiger gefunden, die Aufmerksamkeit der Regierung, die Nachsicht der bestehenden Gesetze, und die Thätigkeit der obersten Staatsbeamten so sehr in Anspruch genommen, als dieser ganz gemeine und höchst unwissende Pferdeknecht, den die Sage, um doch seiner Erscheinung einen mehr ästhetischen Anstrich zu geben, zum Schäfer metamorphosirt hatte. In dieser Hinsicht dürfte es allerdings nicht zur Unzeit seyn, denselben und seine Handlungsweise hier näher zu beleuchten, und dem gelehrten und nicht gelehrten Publicum die Resultate bekannt zu machen, welche eine ruhige Prüfung seiner vorausgesetzten Heilkraft ergeben hat. Diefs scheint um so nothwendiger, als es noch immer Menschen unter allen Ständen gibt, die nicht glauben konnen, dafs der so vielbesprochene, der berüchtigte Grabe, der doch von der Natur mit so ausgezeichneten magnetischen Heilkräften begabt seyn sollte, und von dem man sich so viele glückliche Curen erzählt, eben so wenig wie alle seine Vorgänger und Consorten den Erwartungen der Hoffenden und Gläubigen entsprochen haben sollte. Noch weniger aber würde man es uns aufs Wort glauben, wenn wir, ohne amtliche Belege zu liefern, sogar behaupten wollten, dafs Grabe gar keine magnetische Heilkräfte besitzt, dafs er blofs ein gemeiner Beschwörer und gefährlicher Quacksalber ist, und dafs er selbst an die ihm zugeschriebenen Heilkräfte nicht einmal glaubt, wohl aber die Leichtgläubigkeit der Menschen recht gut zu seinem Vortheile zu benutzen verstanden hat.

Alles dieses glauben wir nicht unbefangener, richtiger, offener und unpartheiischer darthun zu können, als durch Mittheilung des Berichtes, den die zur Prüfung der Heilversuche des Grabe niedergesetzte Commission an das hohe Ministerium der Geistlichen- Unterrichts- und Medicinal-Angelegenheiten erstattet hat. Wir erlauben uns nur vorläufig noch folgende Bemerkungen.

Es konnte in der That auffallen, dafs man diese Angelegenheit einer so ernsthaften, wissenschaftlichen Untersuchung, einer so gediegenen Prüfung unterzog, und nicht vielmehr dem Unfuge sogleich, Kraft der bestehenden Gesetze, Einhalt that. Das Motiv für das Gegentheil, die Veranlassung zu einer wissenschaftlichen Würdigung der ganzen Angelegenheit konnte schwerlich für erfahrne Sachkenner eine Untersuchung des Problems seyn: ob dem Grabe eine ausgezeichnete magnetische Kraft, Krankheiten zu heilen, inwohne, wie der Volksglaube sie ihm beigelegt hatte. Denn nach allen bisherigen Erfahrungen über diesen Gegenstand scheint es festzustehen, dafs es überhaupt keine andre sogenannte magnetische Einwirkung eines Menschen auf den andern gebe, als eine objective, d. h. eine solche, die von dem Magnetisirten (Kranken), nicht aber von dem Magnetiseur (Gesunden) ausgeht. Aus diesem Gesichtspuncte sind Heilungen durch Gnadenbilder und Gebete eben so moglich und unläugbar, als Heilungen durch Betastungen und Magnetisiren, und zwischen beiden wäre nur der Unterschied, dafs die ersteren viel unschädlicher sind, als die letzteren, wofür die Geschichte des neuern Magnetismus so manche Belege geliefert hat. Von dieser Ansicht ausgehend, könnte also eine wissenschaftlich - amtliche Prüfung der Grabe'schen Heilkräfte nicht gerechtfertigt erscheinen.

Gesetzt aber, die magnetische Heilkraft sey doch eine subjective, im Magnetiseur liegende, nur von ihm ausgehende und abhängige; so fragt es sich zunächst, ob es denn glaubhaft wäre, dafs ein Mensch vorzugsweise und ausschliefslich vor allen andern Menschen im Besitze einer solchen Kraft seyn könnte. Jeder, der irgend einmal über das Wesen einer Naturkraft nachgedacht hat, wird diese Frage geradehin verneinen müssen. Haben gewisse Körper durch ein Uebermafs von Lebensfülle und Jugendfrische die Kraft, auf schwächere Organismen belebend, umstimmend oder wie immer verändernd einzuwirken, so werden alle Menschen unter denselben Verhältnissen dieselben Kraftäufserungen offenbaren, und wenn der junge, rüstige Dienstknecht Grabe eine solche Kraft ausströmte, so wäre nicht abzusehen, warum nicht Tausende von jungen, kernichten Soldaten in der Armée eben so tüchtige sog. Magnetiseurs seyn könnten und würden, als jener — ja es wäre nicht abzusehen, warum nicht alle athletische Pferdeknechte sich derselben Kraft erfreuen, und im Bewufstseyn derselben es vorziehen sollten, statt mit der Striegel lieber mit den Händen zu streichen. Dafs aber in einem gesitteten, policirten Staate nicht jeder kräftige Jüngling sich als magnetischer Heilkünstler aufwerfen dürfe, ohne dafs dem schmählichsten Unfuge ein offenes Feld geboten würde, bedarf keiner Erläuterung.

Gesetzt aber sogar, die Möglichkeit einer oben geläugneten, rein individuellen und ausschliefslichen magnetischen Heilkraft wäre denkbar, man hätte es also für möglich gehalten, daſs dem Grabe vor allen seinen Mitmenschen jene merkwürdige Kraft, Krankheiten durch seine individuelle Einwirkung zu heilen, inwohnen könne, so wäre doch auch selbst in diesem, dem für ihn günstigsten Falle, jene wissenschaftlich-amtliche Prüfung noch nicht gerechtfertigt. Denn ein solcher — wir behaupten geradezu unglücklicher — Mensch würde rein als Medicament zu betrachten seyn, und müſste, wollte man verhüten, daſs er, wie jedes Heilmittel, eben so viel wahres Unheil als Nutzen stiftete, eben so gut wie eine Arznei sorgsam verwahrt werden, um im Falle der Noth da angewandt werden zu können, wo der erfahrne Kenner der Natur des menschlichen Organismus und seiner Krankheiten, der Arzt, dieſs für angemessen hielte.

Von allen diesen Seiten her betrachtet wäre also eine nähere Erforschung des Grabe'schen Heilvermögens gewiſs als überflüssig erschienen. Indessen von einem ganz andern Gesichtspuncte aus war es allerdings nöthig, die Macht der Gesetze einen Augenblick abzuwehren, und in Hinsicht des Grabe die Maſsregeln zu ergreifen, von denen das Publicum nun bereits unterrichtet ist. Alle theoretische Ansichten über das Wesen des Magnetismus überhaupt, wie über die magnetische Kraft eines Einzelnen und dieses Grabe insbesondere schienen nämlich durch die practischen Erfahrungen, die unter seinen Händen gemacht seyn sollten, durch die vielen Wunderheilungen, von denen sein Ruf tausendfältig wiederhallte, siegreich widerlegt. Vornehme und Geringe, Gebildete und Ungebildete traten nun in Anzahl als Fürsprecher und Vertheidiger des Grabe auf, und selbst schlechte, populär seyn wollende Schriftsteller stritten für die Glaubwürdigkeit seiner Curen, dem Volke seinen Liebling, das Wunder, vorhaltend, und es durch Invectiven und pöbelhafte Schmähungen der Aerzte für ihren Held gewinnend. Das Experiment hatte angeblich für Grabe entschieden, und nicht sicherer also konnte die Wahrheit desselben eruirt werden, als auf dem Wege des Experimentes. Um also den Gläubigen so eindringlich und unwiderlegbar als möglich zu zeigen, wie irrig auch dieſsmal wieder ihre Ansicht sey, ward es allerdings nothwendig, von Seiten eines hohen Ministeriums diese Sache auf einem umständlichern als dem gewöhnlich gesetzlichen Wege zu behandeln, den Grabe nach Berlin zu rufen, ihm Kranke nach seiner eigenen Auswahl zu Heilversuchen zu überweisen, und würdige, ruhige, partheilose, von der practischen Medicin gar kein Gewerbe machende Männer als genaue Beobachter diesen Versuchen gegenüber zu stellen. Denn es kann nicht oft genug wiederholt werden, daſs die zur Prüfung der Heilkräfte des Grabe niedergesetzte

Commission, wie die unten folgenden Unterschriften zeigen, nur aus Naturforschern, Medicinalbeamten und solchen Aerzten bestand, die ihren Unterhalt nicht aus der medicinischen Praxis ziehen, womit also so manche Einreden und Zweifel gar vieler Schwachen, als hätte hier von irgend einem Gewerbsneid u. dgl. die Rede seyn können, mit einem Schlage widerlegt sind, wenn es noch der Widerlegung solcher Behauptungen bedürfte.

Die Ansichten der obersten Sanitätsbehörde über die hier besprochene Heilkraft haben sich durch eben jene zu Gunsten der Gläubigen angestellten Experimente nur zu sehr gerechtfertigt. Grabe hat Allen auf das eindringlichste bewiesen, daſs er die ihm zugesprochene Heilkraft nicht nur durchaus nicht besitzt, sondern auch, daſs er ein dem allgemeinen Gesundheitswohle wahrhaft schädlicher Mensch ist. Das Publicum mag sich jetzt aus den Resultaten, die die amtliche Untersuchung geliefert hat, hiervon selbst überzeugen, indem wir ihm den Bericht mittheilen, den die gedachte Commission dem hohen Ministerium abgestattet hat, und welchen wir jetzt hier wörtlich, und zur nähern Aufklärung einzelner Facta, mit einigen Anmerkungen begleitet, doch auch aus Schonung für einzelne Personen, und da wir nicht die Absicht haben, irgend jemanden öffentlich zur Schau zu stellen, oder wohl gar beleidigen zu wollen, mit Weglassung mehrerer Namen, folgen lassen.

Mittelst hoher Verfügung vom ersten Mai d. J. sind die Unterzeichneten beauftragt worden, eine Commission zu bilden, um die dem Dienstknechte Grabe beigemessenen Heilkräfte durch besonders anzustellende und gehörig zu controllirende Heilversuche zu prüfen.

Wie der Grabe zu diesem Behufe hier angekommen, welche Localitäten, Anordnungen und sonstigen Einrichtungen in der hiesigen Charité getroffen worden, und daſs der Grabe von der Absicht seiner Herberufung vorläufig unterrichtet, auch von den im Verfolge obiger Verfügung ihm auferlegten Verpflichtungen gehörig in Kenntniſs gesetzt worden ist, hierüber hat bereits unter dem 19ten Mai die Commission und unter dem 26sten desselben Monats das königl. Policei-Präsidium Einem hohen Ministerium gehorsamst Bericht erstattet *).

---

*) Nach der hohen Ministerial-Verfügung wurde der konigl. Mersebuiger Regierung aufgetragen, daſs der Grabe in der Stille unter angemessener Aufsicht, jedoch mit aller moglichen Schonung nach Berlin, und zwar sofort nach der Charité-Krankenanstalt gebracht werde, um daselbst vor einer eigens zu diesem Behufe niedergesetzten Commission die ihm zu-

Die unterzeichnete Commission glaubt in dieser Beziehung hier nur noch hinzusetzen zu müssen, dafs der Grabe mit diesen getroffenen vorläufigen Einrichtungen sich vollkommen zufrieden erklärt und ausdrücklich versichert

---

geschriebenen Heilkräfte nachzuweisen, indem es der Zweck erfordere, und es ganz in der Absicht des Ministeriums liege, dafs die Reise des Grabe auf solche Weise veranstaltet und geleitet werde, dafs eben so sehr ihm selbst keine Gelegenheit gelassen werde, auf dem Wege nach Berlin Proben der ihm beigemessenen Heilkräfte zu geben, oder unrichtige Nachrichten über den Zweck seiner Reise auszubreiten, als auf der andern Seite, dafs die Art seiner Behandlung nicht die Meinung begründe, es sey die anzustellende Untersuchung schon mit der entschiedenen Ansicht über die Resultate, die man von ihr erwarte, begonnen worden. Fast gleichzeitig mit der Einlangung dieser Verfügung an die königl. Merseburger Regierung, erbot sich der Bruder des Generalmajors v. Schack, den Grabe in der Stille und ohne alles Aufsehn zu erregen, nach Berlin zu bringen, welches Anerbieten, da es ganz der Absicht der Behörde entsprach, man sehr natürlich willfährig annahm. Anstatt also, dafs der Grabe, zum Behufe der Nachweisung seiner Heilkräfte, durch Vermittelung der königl. Merseburger Regierung hier anlangte, wurde diefs auf einem noch kürzern und für den Grabe weit bequemern, nur allzu anständigen Wege vollzogen. — Diefs zur Nachricht für diejenigen, welche aus der Art und Weise, wie der Grabe von Torgau nach Berlin transportirt worden sey, schon im voraus wichtige Schlüfsfolgerungen ziehen wollten, und sich sogar berufen fühlten, eine Menge Unsinn darüber drucken zu lassen!

hat, dafs dieselben ganz seinem Zwecke entsprechend wären, auch dafs ihm eben so wenig in Bezug auf die persönliche Behandlung als in Hinsicht auf die ungestörte Ausübung seiner Heilkräfte etwas zu wünschen übrig bliebe, was er auch noch nachträglich zu wiederholten Malen (sub Vol. I. Act. Fol. 55, 59 u. 119) zu Protocoll erklärt hat.

Indem nun die Commission sich beehrt, Einem hohen Ministerium anliegend die sämmtlichen Acten der commissorischen Verhandlung, und zwar:

sub Vol. I. die protocollarischen Vernehmungen des Grabe und die dahin einschlagenden Actenstücke,

sub Vol. II. die schriftlich eingegangenen Gesuche um Behandlung durch den Dienstknecht Grabe nebst den dahin gehörigen ärztlichen Zeugnissen, Anweisungsscheinen etc.,

sub Vol. III. und IV. die Nachweisungen über die von dem Grabe im Charité-Krankenhause ambulatorisch behandelten auswärtigen Kranken weiblichen und männlichen Geschlechts,

sub Vol. V. und VI. die Krankheits-Journale über die von dem Grabe behandelten und in der Charité befindlichen Kranken

gehorsamst vorzulegen *), will sie, auf den In-

---

*) Diese Actenstucke hier wirklich mit abdrucken zu lassen, wurde dem Herausgeber wohl mit Recht als eine

halt derselben sich beziehend, nur kurz hier anführen, was sich hieraus über den Character und die persönlichen Eigenschaften des Grabe, so wie über die ihm zugeschriebenen Heilkräfte ergeben hat.

Grabe ist 29 Jahre alt, aus Bristäblich bei Düben gebürtig, lutherischer Religion und der Sohn eines Halbhüfners. Er genoſs in seiner Jugend keinen andern Unterricht, als den bei dem Schulmeister seines Geburtsorts; er lernte jedoch Gedrucktes lesen, seinen Namen und nothdürftig auch etwas anderes schreiben. Bis in sein 14tes Jahr hütete er im älterlichen Hause das Vieh, dann trat er als Viehhirte und respect. als Ochsenjunge (Vol. I. Fol. 49.) und zuletzt bei mehreren Dienstherren hintereinander als Pferdeknecht in Dienst. Seine Dienstesobliegenheiten soll er eben nicht zur Zufriedenheit seiner Dienstherrschaft erfüllt haben; denn er wird einstimmig von allen Seiten

kostbare Raumverschwendung angerechnet werden, zumal er mit der Bekanntmachung dieser amtlichen Verhandlungen nicht die Absicht haben kann, ein Scandal unsers Jahrhunderts verewigen zu wollen. Es wird daher genugend seyn, bloſs die Beziehungen auf die Untersuchungs-Acten, wie sie in dem wirklich erstatteten Berichte lauten, hier mit anzudeuten, um den Leser zu überzeugen, daſs in diesem Berichte keine einzige Behauptung ausgesprochen worden ist, welche nicht zugleich in den Acten gegründet wäre.

her als ein nachlässiger, leichtsinniger, fauler, höchst zänkischer und lügenhafter Mensch und als ein Taugenichts geschildert (Act. Vol. I. Fol. 11, 17, 18, 91, 92, 129, 130), welcher wegen unbefugten Curirens oft und wiederholt gefänglich eingezogen, und aus Sachsen gegen Androhung einjähriger Zuchthausstrafe im Falle der Wiederkehr über die Gränze verwiesen worden ist (Vol. I, Fol. 17, 37, 38, 53, 57, 93, 172, 173.). Von seinem Hange zur Intrigue, seiner unverschämten Lügenhaftigkeit, der Roheit und Ungezogenheit seiner Sitten hat sich die Commission leider persönlich zu überzeugen oft genug Gelegenheit gehabt, und die vorliegenden Acten enthalten die unwiderlegbarsten Beweise hiervon. Sehr richtig beurtheilte daher das landräthliche Officium den Character desselben, wenn es (Fol. 92. Act. Vol. I.) denselben nicht allein als einen leichtsinnigen und lügenhaften Menschen schildert, sondern auch behauptet, dafs die von dem Grabe vorgespiegelte Gutmüthigkeit und bäuerliche Einfalt mehr eine erkünstelte und auf die Ausübung seines jetzt betriebenen Erwerbes wohl berechnete Speculation sey.

Die Art und Weise, wie Grabe neben seiner Beschäftigung als Pferdeknecht darauf verfallen sey, anfänglich das Vieh und dann die Menschen curiren zu wollen, wird folgendermafsen von ihm angegeben. Er behauptet nämlich, dafs, als er einstens in die Haide nach Holz gefahren sey, sich ein unbekannter Mann, wahrscheinlich ein Scharfrichterknecht, den er aber nachher nicht mehr zu Gesichte bekommen, zu ihm gesellt, und ihm gegen das Versprechen, 100 Thaler zu schenken, mehrere Sprüche gelehrt, und ein Buch übergeben habe, durch deren Benutzung er Vieh und Menschen curiren könne (Vol. I. Act. Fol. 32 u. 33). Diese ganze Geschichte, die anderweitig noch abentheuerlicher von ihm angegeben worden seyn soll (Vol. I. Act. Fol. 11.), was aber Grabe in Abrede stellt (Fol. 33.), ist indessen auch, so wie sie Grabe zu den Acten gegeben hat, rein ersonnen, denn in dem bezeichneten Buche, das sich in den Acten (Vol. I. Fol. 116.) befindet *), sind fast durchgehends ganz andere Mittel enthal-

*) Diese Scharteke, deren Verfasser, den Eindruck auf das unwissende Publicum sehr wohl berechnend, sich für einen gebornen Zigeuner ausgibt, führt folgenden Titel:

„Kunst- und Krauter-Büchlein
darinnen
hundert und dreyſsig Stuck, von Menschen und Vieh,
sonderlich vor reisende Leute.
Dabei auch absonderlich 34 Krauter nebst ihren Wirkungen, den Menschen zu Nutz beschrieben:
von einem gebornen Zigeuner
D. P. H.
Frankfurth und Leipzig
1767. 8vo.

halten, als Grabe außer seinen Betastungen und Beschwörungsformeln anzuwenden pflegt.

Die Krankheiten, welche Grabe vorzugsweise geheilt zu haben und durch die ihm eigenthümlich beiwohnende Heilkraft heilen zu können vorgibt (Vol. I. Fol. 49, 58.), sind: offene Schäden, Geschwüre, Brüche, sie mögen beweglich oder unbeweglich seyn, Epilepsie, Krebsübel, Augenfehler, Zittern der Glieder, Lähmungen, Gliedersteifigkeit, Taubheit und Stummheit; ja er behauptet sogar, während seines kurzen Aufenthalts in Prettin (3 bis 4 Wochen) taub und stumm Geborne geheilt zu haben, die gegenwärtig so gut wie andere Menschen sprechen und hören könnten (Vol. I. Act. Fol. 49.). Außerdem habe er auch venerischen, mit dem Brande, dem Knochenfraße, mit Flechten und dem Steine behafteten und vielen andern Kranken wirklich geholfen (Vol. I. Act. Fol. 36, 38, 48, 50, 52.).

Um nun die angegebenen Heilkräfte des Grabe zu prüfen, wurden ihm Kranke mit den genannten Krankheiten vorgestellt, und ihm frei gegeben, jeden, den er nicht heilen zu können glaube, ohne weiteres abzuweisen, und ihn der Krankenhaus-Behandlung, in der sich sämmtliche, dem Grabe zuerst übergebene und sub Fol. 59 und 60 Act. Vol. I. aufgezeichnete Kranke befanden, zu überlassen. Grabe übernahm mit Willfährigkeit die ihm vorgestellten Kranken, erklärte, daß er sie zu behandeln wünsche, zumal er ähnliche Kranke und noch schlimmere als diese geheilt habe (Vol. I. Act. Fol. 60.), was allerdings richtig ist, wenn seine Angaben von geheilten Fällen sub Fol. 35, 37, 38, 48, 50, 51, 52 etc. nur zur Hälfte wahr und nicht offenbar erlogen wären. Nur einen Kranken am schwarzen Staare leidend, hat er nicht übernehmen wollen, weil er ihn nicht heilen zu können vermeinte *). Später hat Grabe noch eine Menge Kranke, die seine Behandlung verlangten, und zu diesem Behufe ihm vorgestellt worden sind, abgewiesen, deren sämmtliche Aufzeichnung bei dem großen Andrange von Menschen, die ihr Heil daselbst zu finden glaubten, nicht ausführbar war, und die Commission sich damit be-

*) Es ist bemerkenswerth, daß Grabe, der alle Krankheiten, selbst die unheilbarsten, heilen zu können, und auch Blinde jeder andern Art wirklich geheilt zu haben vorgab, doch gleich anfänglich behauptete, gegen den grauen und schwarzen Staar nichts zu vermögen. Wenn man indessen weiß, daß mehrere am grauen und schwarzen Staare leidende Kranke höhern Standes sich von Berlin aus nach Torgau begeben hatten, und, ohne die gehoffte Hülfe daselbst erlangt zu haben, schon wieder von dort zurückgekehrt wären, ehe Grabe hier eintraf, und daß folglich die Nichtigkeit seiner Wunderkräfte in diesen Krankheiten den meisten Commissionsgliedern schon bekannt war, so geräth man allerdings in Versuchung, an der Einfalt dieses Menschen zu zweifeln, und muß vielmehr die Consequenz bewundern, mit der er seine Sache durchzuführen sich berufen fühlte.

gnügen mufste, blofs mehrere Beispiele hiervon in den Acten aufzubewahren. (Vol. Act. II. Fol. 13, 14, 20, 21, 22, 23, 24, 67, 68, 85, 86, 114, 125, 132, 135, 136, 137, 145. etc. etc.)

In Bezug auf die äufsern Verhältnisse waren die Kranken, welche Grabe zur Behandlung übernommen hatte, von dreifacher Art:

1) Charitékranke 29, die sich unter beständiger Aufsicht der Commissarien befanden, und über welche sub Vol. V. und VI. ein vollständiges Krankheits Journal geführt wurde.

2) Ambulatorische Kranke 41, welche aufserhalb der Charité sich befanden, aber zwei Mal täglich, des Morgens und Abends, sich dahin begaben, und in dem dazu erwählten Curlocale der Behandlung des Grabe, in Gegenwart der Commissionsglieder, oder der dazu insbesondere beauftragten Charitéärzte, unterworfen wurden. Auch über diese Kranke ist sub Vol. III. und IV. ein besonderer Nachweis über den *Status morbi*, über die Zahl der Manipulationen, über die etwa nebenbei gebrauchten Mittel und über den endlichen Erfolg der ganzen Behandlung geführt worden.

3) Stadtkranke waren 15, zu denen der Grabe sich zwei Mal täglich in die Wohnungen derselben verfügte, und über deren Behandlung die Hausärzte der resp. Kranken die Aufsicht führten. Die diesfalls in Concurrenz tretenden Aerzte waren: der Herr Staatsrath Dr. Hu-

feland, die Geheimen Räthe Dr. Heim und Dr. Gräfe, der Criminalphysikus Dr. Barez, der Hofrath und Professor Dr. Hufeland, der Regimentsarzt Dr. Bieske, der Garnison-Stabsarzt Döring, der Privatdocent Dr. Jünken und die practischen Aerzte Dr. Bremer und Dr. Muhr.

Insgesammt hatte der Grabe also 85 Kranke in die Cur übernommen, von denen nicht ein einziger geheilt worden. Im Gegentheile sind 5 während der Behandlung gestorben, als der sub No. 3. Fol. 69. Act. Vol. I. und Fol. 17 Vol. VI. aufgeführte Heinrich Maier, am Knochenfraſse leidend, der Kammerdiener Sr. D. des F. v. W., Leonhard, der J. von L., der O. von E. und der sub No. 8. Vol. I. Fol. 69. und sub Vol. VI. Fol. 42. aufgeführte Arbeitsmann Jacob Wernicke, am Krebse leidend. Noch vor Beendigung des von Grabe sich selbst festgesetzten Termins von längstens 6 Wochen, wurden von ihm selbst, Theils im unveränderten, Theils im wirklich verschlimmerten Zustande, 17 Kranke ungeheilt mit der Erklärung entlassen, daſs er sie nicht heilen könne, indem eine so oftmalige Einwirkung der Manipulationen gar keine günstige Veränderung bei ihnen hervorgebracht hätte. (Vol. Act. I. Fol. 114, 116, 118, 123. Vol. III. No. 2, 3, 4, 8, 12. Vol. IV. No. 15, 22. Vol. V. Fol. 4, 19, 26. Vol. VI, Fol. 5, 20, 29, 31, 35, 37, 41.)

Aus denselben Gründen gaben 14 Kranke die Behandlung selbst auf (Vol. I. Fol. 125, 176. Vol. III. No. 1, 10, 14. Vol. IV. No. 5, 8, 9, 10, 13, 14, 17, 18 etc.), und 49 Individuen wurden beim Schlusse der Curversuche ungeheilt entlassen.

Zwar behaupten 13 dieser Kranken, dafs sie sich in einem gebesserten Zustande befinden, als unter welchem sie sich der Behandlung des Grabe anvertrauten, (Vol. I. Fol. 141. No. 2. 143. No. 3. und No. 5., 148. No. 18. 149. No. 19. 150. No. 21. 153. No. 28. u. 29. 154. No. 33. u. 34. 155. No. 36.), allein die Commission kann diese Ueberzeugung nicht theilen. In der Regel bezieht sich die angebliche Besserung dieser wenigen Kranken auf Verminderung des Schmerzgefühls, welches als richtig nicht nachzuweisen ist, oder auf stärkeres Sehvermögen und leichtere Beweglichkeit der Glieder, die die Patienten vor der Commission durch Probeversuche nachzuweisen aufser Stande waren. Man vergleiche daher mit den diefsfallsigen zu Protocoll gegebenen Aeufserungen dieser Patienten die Bemerkungen der Commission in den Nachweisungs-Protocollen sub Vol. III, IV, V und VI, und man wird sich von dem völligen Ungrunde ihrer Behauptungen bald überzeugen. Wie sehr übrigens diese Kranke sich, ihre Umgebungen, und ganz besonders die Commissarien absichtlich zu täuschen suchten, geht klar aus der Aussage der Christiane Böttcher sub Vol. I. Act. Fol. 148 hervor, die an demselben Tage, an welchem sie der Commission ein Besserbefinden vorgab, in einem eigenhändigen, der Commission zugekommenen und zu den Acten deponirten Schreiben an den Grabe erklärte, daſs sie seine ihr heimlich angerathenen Mittel gebraucht, aber heftige Schmerzen darauf bekommen habe, und fortdauernd noch an Ohrensausen und starkem Kopfweh leide, welches indessen auſser ihr und Grabe niemand wissen, noch erfahren solle. Aus demselben Grunde kann auch die Commission in die sub Fol. 186. Vol. I. Act. deponirte abschriftliche Erklärung des Fräuleins von K.... kein Vertrauen setzen, noch weniger aber derselben Glauben beimessen, da kein Mitglied der Commission die Kranke weder vor noch nach der 14 Tage lang andauernden Behandlung durch den Grabe gesehn hat, und der Dr. M., welcher die Aufsicht darüber zu führen übernommen hatte, sich aber wenig darum bekümmert zu haben scheint, als ein eben erst ins practische Leben getretener, und als solcher noch keinen ganzen Monat alter Arzt zu einem solchen Glauben weder das erforderliche Vertrauen noch die dazu nöthigen practischen Kenntnisse besitzt. Grabe hat so viele ähnliche Krankheitszustände, wie der des Fräuleins v. K.... sub Fol. 131. Vol. I. geschildert ist, 5 und 6 Wochen lang ohne allen Erfolg behandelt, und es müſste sonderbar zugehn, wenn gerade diese Kranke von allen 85 Behandelten allein eine so bedeutende Besserung erfahren haben sollte, die, vorausgesetzt daſs sie wahr ist, sich wohl natürlicher der veränderten Luft, und der Erholung von der ermüdenden Reise (Fol. 131.), als der sonst nirgends sich bewährten magnetischen Einwirkung des Grabe zuschreiben lieſse. Hierzu kömmt noch, daſs, wenn man die Schilderung von dem gebesserten Zustande (Fol. 179.) mit jenem vergleicht, in welchem die Kranke von der Reise erschöpft und ermüdet hier ankam (Fol. 131.), man eben die gerühmten Wunder nicht entdecken kann; denn hier wird angegeben, daſs die Kranke „trotz der Verkrüppelung an Händen und Füſsen gehen und weibliche Arbeit verrichten könne," und dort wird eben das Gehen und Handarbeiten, ja sogar das Sitzenkönnen als etwas Auſserordentliches und als dasjenige herausgehoben, worin die Besserung bestehen soll. Endlich setzt die vom Chirurgus Clebsch nachträglich eingereichte Erkläzung sub Fol. 188., der die Kranke täglich mit Grabe besuchte, es auſser allem Zweifel, welche Bewandtniſs es mit der gepriesenen Besserung des Fräuleins v. K... habe, und beweist zugleich, wie wenig Herr Dr. M. von dem ganzen Verhältnisse unterrichtet war, da er nicht einmal weiſs, daſs auch äuſserliche Mittel zugleich in Anwendung gesetzt worden sind *).

Um jedoch nicht ungerecht zu erscheinen, müssen die Commissionsglieder auch angeben, daſs zwei Kranke wirklich gebessert von dem Grabe entlassen worden sind. Dieſs sind nämlich der Baumwollenweber Johann Bleſs (Vol. VI. Act. Fol. 1.), an einer doppelseitigen Hydrocele (Hodensackwassersucht) leidend, und die sub Vol. III. No. 6. aufgeführte Caroline Beltz, mit Hämorrhoidalgeschwüren des Unterschenkels behaftet. Beide Krankheitsformen sind zwar von der Art, daſs sie sich ihrer Natur nach ohne alle äuſsere Einwirkung wechselsweise zu bessern und zu verschlimmern

*) Noch bestimmter als alles dieses beweisen die später zu den Acten gelangten Verhandlungen des Anhalt-Dessauischen Amtes zu Zerbst, welche unter Zuziehung des Physikus und des frühern Arztes dieser Kranken gepflogen worden sind, daſs die ganze geschilderte Besserung auf einer durch zu groſses Vertrauen auf die Wunderkrafte Grabe's herbeigeführten Selbsttäuschung von Seiten der Kranken hauptsächlich beruhe. Ein noch spateres von Seite der Mutter der Kranken an das Ministerium angelangtes Schreiben vom 3ten August (also 17 Tage nach beendigter Cur) erklärt endlich die Kranke für nicht gebessert, und die bisherige Einwirkung des Grabe auf die Kranke für kraftlos, weshalb auch (zum dritten Male) um eine Erneuerung der Cur gebeten wurde.

pflegen, allein nichts desto weniger ist besonders im ersten Falle die Verminderung der Scrotalgeschwulst zu bedeutend und mit solchen Erscheinungen verbunden, als dafs man dieselbe für blofs zufällig ansehen könnte. Weniger bestimmt ist allerdings die Besserung im zweiten Falle, doch ist auch hier eine Einwirkung nicht zu verkennen, denn trotz dem, dafs die die Geschwüre umgebenden Varicositäten und Knochenauftreibungen im alten Zustande sich befinden, sind doch einige Geschwüre wenigstens zum Theil verheilt, der Zustand also nicht mehr ganz der alte, sondern doch in etwas gebessert. Doch können auch in diesen beiden Fällen, in denen einzig und allein von allen 85 behandelten Kranken eine wirkliche Veränderung und resp. Besserung des Krankheitszustandes herbeigeführt wurde, die Commissarien diese Besserung keineswegs der magnetischen Heilkraft des Grabe zuschreiben, da aufser den an und für sich schon Entzündung erregenden, täglich zwei Mal wiederholten starken Betastungen gleichzeitig auch äufsere Mittel (Dachsfett, Ziegelöhl u. dgl.) in Anwendung gesetzt worden sind, die hier offenbar, besonders im ersten Falle, durch Aufregung und dadurch herbeigeführte vermehrte Resorption das wenige Gute bewirkten, was hier beobachtet wurde.

Dagegen sind leider die Fälle, in welchen durch die Behandlung des Grabe offenbare Verschlimmerung des Zustandes, ja zum Theil Lebensgefahr herbeigeführt worden ist, weit häufiger vorgekommen. So erklärte die Caroline Lobschinsky, an halbseitigem Kopfweh leidend, dafs sich ihr Leiden während der Behandlung des Grabe verschlimmert habe (Vol. I. Fol. 123.). Der Herr General von S.... hat sich dahin geäufsert, dafs, wenn Grabe wirklich eine Einwirkung auf andere Menschen besäfse, an der er jedoch zweifeln müfste, diese Einwirkung für ihn eine traurige wäre, da er sich seit seiner Behandlung auffallend schlechter und matter fühle (Vol. Act. I. Fol. 125.), was auch Grabe selbst (Fol. 124.) bestätiget. Maria Louise Schmidt (Vol. III. No. 1.) verschlimmerte sich während der Behandlung so bedeutend, dafs sie nicht mehr zur Charité kommen konnte. Bei der Amalie Gagett, an Gichtbeschwerden leidend, nahmen die Schmerzen so zu, dafs sie es der Kranken unmöglich machten, sich zur Charité fahren zu lassen (Vol. III. No. 3.); die Henriette Gersdorff erklärte, dafs sie nicht allein eben so schwer höre als früher, sondern dafs sie auch Brausen und Ziehen in den Ohren, an dem sie früher nicht gelitten, bekommen habe (Vol. I. Fol. 147. und Vol. III. No. 17.). Johann Müller, an Gicht leidend, verschlimmerte sich während der Behandlung so, dafs Grabe selbst erklärte, die Behandlung deshalb nicht länger fortsetzen zu wollen (Vol. VI. pag. 20.). Der Hofrath B., ebenfalls an Gicht leidend, erklärte sub Vol. II. Fol. 111. und 115., dafs er durch die Behandlung des Grabe nicht allein auch nicht die mindeste Veränderung seines Krankheitszustandes erfahren, sondern dafs im Gegentheile seine Gichtbeschwerden sich so sehr vermehrt haben, dafs er sich nicht regen könne, und folglich die Behandlung aufgeben müsse. Solche und ähnliche Aeufserungen der Kranken finden sich noch mehrere in den vorliegenden Acten, und es würde zu weitläufig werden, sie insgesammt auszugsweise hier aufzuführen.

Doch eines Falles mufs die Commission noch erwähnen, wo Grabe die höchst wahrscheinliche Ursache des Todes eines Kranken geworden ist. Diefs ist der Fall, der sich bei dem sub Vol. VI. pag. 21. angemerkten Johann Friedrich Prochnow zugetragen hat. Dieser leidet an einer enormen aneurysmatischen und geschwulstartigen Metamorphose des linken Oberarms. Zuerst meldete sich der Kranke um Hülfe bei dem Herrn Geheimen Rath Gräfe, dieser erklärte dem Kranken, dafs diese nur auf dem operativen Wege zu erlangen sey. Der Kranke, in der Hoffnung, ohne das operative Messer vielleicht geheilt werden zu können, wandte sich hierauf an den Geheimen Rath Rust; dieser behauptete dasselbe, und als er den Kranken von der unumgänglichen Nothwendigkeit der Operation, als einzige vorhandene Lebensrettung, überzeugt hatte, liefs sich derselbe zu diesem Behufe in das chirurgische Clinicum des Charité-Krankenhauses aufnehmen. Sein Entschlufs, sich der Operation zu unterwerfen, war inzwischen durch die Erscheinung des s. g. Wunderdoctors Grabe wankend gemacht, und er verlangte hartnäckig, seiner Behandlung überwiesen zu werden. Diesem Gesuche konnte unter den obwaltenden Umständen nicht füglich entgegnet werden, und man glaubte seinem Wunsche um so eher willfahren zu müssen, als man hoffen konnte, Grabe werde die Unheilbarkeit des Falles auf dynamischem und pharmaceutischem Wege selbst einsehen, und den Kranken, wie er bereits bei vielen weniger schwierigen Fällen es gethan hatte, gar nicht übernehmen. Diefs war indessen hier nicht der Fall, und obgleich dem Grabe und dem Kranken von Seiten aller Mitglieder der Commission die Gefährlichkeit des Uebels, wenn es sich länger selbst überlassen bliebe, vorgestellt, und die Unmöglichkeit, selbiges auf dynamischem Wege zu heilen, nachgewiesen worden war, so behauptete doch Grabe sub Fol. 117. u. 154. Act. Vol. I., dafs er diesen Kranken binnen 6, höchstens 7 Wochen vollkommen herstellen, und sein Leben darauf verwetten wolle. Es war nun weiter nichts zu thun, als den Kranken, der nun sein volles Vertrauen auf die Wunderkraft des Grabe setzte, und nun nichts mehr von einer operativen Hülfe hören wollte, seinem Schicksale und der Behandlung des Grabe zu überlassen. Sein Uebel verschlimmerte sich, wie natürlich, von Tag zu Tage; die Rückwirkung auf den Gesammtorganismus konnte nicht ausbleiben, und trotz aller gleichzeitig angewandten allgemeinen ärztlichen Hülfe, die, da die Quelle des Uebels nicht entfernt war, für sich allein unmöglich helfen, sondern nur das Leben des Kranken fristen konnte, liegt nun zur Zeit, als die Commission diesen Bericht erstattet, bereits derselbe unerrettbar und das blinde Vertrauen auf die Wunderkraft des Grabe verwünschend, auf dem Sterbebette *).

Dieſs ist einer von den vielen Fällen, welche sprechend beweisen, wie schädlich der leidenden Menschheit und dem Staate selbst dergleichen Fuschereien und abergläubische Curmethoden sind, und wie durch die Versäumung einer zweckmäſsigern ärztlichen Hülfe Menschen auf indirectem Wege hingeopfert werden können. Nur durch Handhabung der gesetzlichen Medicinal-Policei im Staate kann einem

*) Der arme Mann starb (unter fortgesetzter Behandlung des Wunderdoctors) wenige Tage nach dem Abgange dieses Berichtes.

solchen Unwesen gesteuert werden, denn dem Laien ist es nicht zu verargen, wenn er sich lieber besalben, besprechen oder magnetisiren, als schneiden oder operiren läſst!

Dieſs sind nun die treu und gewissenhaft ausgezogenen Resultate, welche die Curversuche des Grabe während seines Hierseyns ergaben. Der Commission dürfte nun noch obliegen, folgende Fragen zu beantworten:

1) Besitzt Grabe die ihm zugeschriebenen magnetischen Heilkräfte?

Die verneinende Beantwortung dieser Frage ergibt sich zum Theil schon aus dem bisher Gesagten. Abgesehn indessen von aller heilenden Kraft, und lediglich die angebliche magnetische Einwirkung im Auge behaltend, muſs die Commission dem Grabe nach allem, was er während der ganzen Dauer seiner Heilversuche geleistet hat, auch die Fähigkeit, auf andere Menschen magnetisch einzuwirken, gänzlich absprechen. Von einer nicht allen Menschen eigenthümlichen, ihm aber vorzugsweise zukommenden Einwirkung auf Kranke, kann also gar nicht die Rede seyn; denn, selbst angenommen, (worüber aber die Mitglieder der Commission keineswegen einig sind), daſs es wirklich magnetische Erscheinungen gibt, daſs sie in der That durch ein besonderes Agens hervorgerufen werden können, daſs sie nicht bloſs Wirkungen einer eigenthümlichen krankhaften, organischen Stimmung und daher lediglich subjectiv begründet sind, sondern auch von aufsen her objectiv gesetzt und durch andere bestimmt werden können, angenommen also, dafs es wirklich Menschen geben könnte, denen vor andern ganz vorzugsweise die Kraft beiwohnte, magnetisch einzuwirken, so würde Grabe vielmehr zu der Zahl derjenigen zu zählen seyn, denen diese Eigenschaft ganz und gar mangelt; denn er hat bei keinem einzigen Kranken eine Veränderung des Krankheitszustandes oder Erscheinungen hervorgebracht, die auch nur im geringsten den gewöhnlich angenommenen Wirkungen des thierischen Magnetismus entsprächen. Hierin stimmen nicht allein alle Commissionsglieder und alle Aerzte, welche die Handlungen des Grabe aufserhalb der Charité bei Kranken beobachteten, sondern auch alle Aeufserungen der Kranken selbst überein, und unser Commissions-Mitglied, Professor Kluge, der bekanntlich kein Gegner, sondern ein eifriger Vertheidiger des thierischen Magnetismus ist, auch sich selbst wegen eines kleinen Nebelfleckens der Hornhaut, und seine Gattinn wegen Schwerhörigkeit Behufs der genaueren Prüfung der angeblichen Heilkraft des Grabe zu Heilversuchen hingab, erklärte, dafs der Grabe nicht einmal die gewöhnliche, sonst allen Magnetiseurs eigenthümliche Einwirkung hervorzubringen im Stande sey. Wie nun unter so bewandten Umständen der Dr. L. zu T. den Grabe in öffentlichen Blättern (Act. Vol. I. F. 96.) als einen durch seine bewunderns-würdigen Heilkräfte berühmt gewordenen Magnetiseur schildern, und von ihm vollführte Heilungen ausposaunen konnte, die nachträglich sich als grundfalsch und lediglich als erdichtet ergaben (Vol. I. Fol. 135.), würde ganz unerklärbar bleiben, wenn nicht aus mehreren zusammentreffenden Umständen und Aussagen des Grabe zu deutlich hervorginge, daſs der Dr. L. seinen ärztlichen und amtlichen Standpunkt ganz verkannt, und absichtlich die Leichtgläubigkeit der Menschen zu seinem Vortheile benutzt habe (Act. Vol. I. Fol. 14, 56, 111, 113, 163, 169.).

Obgleich Grabe bei seiner ersten Vernehmung den Commissionsgliedern glauben machen wollte, daſs er wirklich den s. g. thierischen Magnetismus ausübe (Vol. I. Fol. 36.), auch später gestand, daſs ihm diese Manipulationen erst durch den Dr. L. gelehrt worden wären (Vol. I. Fol. 163 u. 169.), so war doch sein wirkliches Handeln bei Kranken von dem bei Ausübung des thierischen Magnetismus gewöhnlichen ganz verschieden. Grabe ist im eigentlichen Sinne des Worts auch gar kein Magnetiseur, sondern ein bloſser verächtlicher Beschwörer, der, unter Miſsbrauch der Religionsformen und des Namens Gottes, die zuvor entblöſsblöſsten Theile, sie mögen seyn, welche sie wollen, mehr oder minder unsanft betastet, dann auch gewöhnlich bekreuzt, und dabei drei Mal hintereinander seinen Spruch hermurmelt, z. B.

„Böses Wesen, ich sage dir,
Daſs du sollst vergehen hier,
Im Namen Gottes, des Vaters, des Sohnes und des heiligen Geistes. Amen *).“

(Vol. I. Fol. 33, 34, 48, 50.).

*) Diese Besprechungs- oder Beschwörungs-Formel ändert sich nach Verschiedenheit der Krankheit, oder vielmehr des Krankheits-Namens, den der berühmte Mann der zu behandelnden Krankheit eben zu geben denkt, als:

„Verstopfung, ich sage dir,
Daſs du sollst vergehen hier
Im Namen etc.“

oder

„Brand, ich sage dir, ich will
Daſs du sollst stehen still
Im Namen Gottes etc.“

Diese Beschwörungs-Formeln finden indessen nicht allein bei kranken Menschen, sondern auch beim Viehe in ganz gleicher Art Statt. Im Gegentheile hat Grabe ihre kräftige Einwirkung bei letzterem zuvor erprobt, ehe er sie auf erstere angewandt hat. Dieſs ist allerdings ein sehr beachtenswerthes Experiment, wodurch sogar der Einwand, daſs der fromme Glaube geholfen habe, völlig beseitiget zu seyn scheint. Doch man höre, was Grabe darüber selbst als Beleg zu den Acten gegeben hat. So behauptet er unter andern, daſs sein erster Heilversuch darin bestanden hätte, die Kuh eines Bauern, Namens

Nebenbei hat er noch andere abergläubische, zum Theil auch gefährliche und höchst ekelhafte Verfahrungsarten, so dafs man sich

Schreiber aus Crupäne, curirt zu haben, welche am Brande (?) gelitten, auf keinem Fufse mehr hätte stehen können, und schon so hinfällig gewesen wäre, dafs neun starke Männer sich umsonst bemüht hätten, sie aufzurichten. Er sey blofs drei Mal um das kranke Stück Vieh herumgegangen, seinen Spruch vom Brande eben so oft wiederholend, und beim dritten Male sey die Kuh frisch und gesund aufgesprungen.

Andere noch abenteuerlichere Beispiele seiner wundervollen Heilkräfte bei Vieh und Menschen, wovon wir nur noch zwei hier ausheben wollen, um die Leser in den Stand zu setzen, für die Glaubwürdigkeit seiner Behauptungen einen Mafsstab zu erhalten, gibt er folgendermafsen an:

„Eine Kuh des Bauern Finger habe nicht kalben können; ihrer Vierzehn hätten ihre Hülfe dabei angewendet, und so wäre das Kalb sammt den Eingeweiden der Kuh herausgekommen. Er sey nun zu Hülfe geholt worden, habe die Eingeweide in ein Schaff gethan, sie darin abgespühlt, und dann wieder, einen ähnlichen Spruch dabei hersagend, in die Kuh hineingestopft. Hiermit sey die Sache gut gewesen, die Kuh gesund geblieben, und habe sogar späterhin noch gekalbt." — Auf die Frage, ob das, was er für Eingeweide gehalten, nicht etwa die Nachgeburt gewesen sey, versicherte er, dafs es lauter herausgerissene Gedärme gewesen wären, und dafs er die Nachgeburt von diesen sehr wohl zu unterscheiden wisse.

„In Bristäblich lebe die Wittwe eines Tagelöhners Reinhardt, welche dermafsen am Kopfe vom Krebse angegriffen gewesen wäre, dafs die Gurgel, beide Backen und das Genick weggefressen waren. Diese habe er auf ähnliche Weise vollkommen geheilt, so wundern muſs, wie selbst gebildete Personen sich seinen Manipulationen hingeben können, indem er nicht selten seine Finger und Hände, ehe er die Betastungen ausübt, zuvor mit seinem Speichel benetzt, die leidenden Theile anspuckt, sie mit seinen Nägeln blutig kratzt, mit seiner Zunge berührt, letztere in den Mund steckt, und sogar den Leuten in den Hals spuckt. Mit dem Blute der Kranken kreuzweise bezeichnete Tücher vergräbt er an feuchten Orten, und durchschwitzte Hemden epileptischer Kranken wirft er rückwärts über den Kopf ins Wasser. (Vol. I, Fol. 56, 62, 66, 67, 124. Vol. IV, No. 4. Vol. VI, Fol. 22, 23, 24, 28.).

2) Ist Grabe auſserdem, daſs er ein abergläubischer Beschwörer ist, auch ein Quacksalber?

Das ist er allerdings, und zwar einer von der gemeinsten und gefährlichsten Art; denn er bedient sich zu seinen Curen, auſser seinen Betastungen und Sprüchen, gleichzeitig auch einer Menge Theils abgeschmackter, Theils heroischer und höchst gefährlicher innerer und äuſserer Mittel.

So will er die Epilepsie durch ein Decoct von Birkenrinde oder durch eine Mischung

daſs die Gurgel und die Ohren wiedergewachsen wären, und nur noch ein kleines Fleckchen auf der Schulter zurückgeblieben sey, wovon er sich erst 8 Tage vor seiner Ankunft nach Berlin augenscheinlich überzeugt hätte.

von Aloë, Sadebaum, Schöllkraut, Cubeben etc., die venerische Krankheit durch Petersilie und Ziegenmilch, das Halsweh durch eine Mischung von Branntwein und Baumöhl heilen, als blutreinigendes Mittel die *Tinct. pini composita* anwenden, zurückbleibende Menstruation mit *Arnica*, *Taraxacum* und Wein wieder hervorrufen, den Bandwurm durch Christwurzel (*Helleborus niger*) abtreiben, die Krätze binnen 5 Tagen durch Einreibung der rothen Präcipitatsalbe, und rheumatische Gliederschmerzen durch Umschläge von kaltem Wasser vertreiben, Auswüchse aller Art und den Gebärmutterkrebs durch Anwendung des Vitriolöhls wegätzen, gegen allerhand Augenfehler Ascheröhl (Quappen- oder Aalruttenöhl) anwenden, Steinbeschwerden und asthmatische Zufälle durch Umschläge von Ochsenzungenwurzel und Käsekraut heben, gegen entzündliches Gelenkleiden, gichtische Knochenauftreibungen und Lähmungen Ziegelöhl, gegen Knochenfrafs, Gesichts- und Brustkrebs, allerlei Geschwüre, Mastdarmvorfälle und Harnfisteln Schlangenfett, gegen Lähmungen und Rückendarre Fischthran und aufserdem noch Baumöhl, Krausemünzöhl, Chamillenöhl, Pfeffermünzöhl, Regenwurmöhl, Salmiakspiritus, Dachsfett, Bärenfett, Rindermark, Binsenmark u. dgl.

mehr anwenden (Vol. I, Fol. 36, 39, 49, 50, 51, 52, 54, 56, 114, 115, 160, 164, 170. Vol. III, No. 1, 3, 12, 16. Vol. IV, No. 3, 4, 5, 6, 7, 8, 9, 11, 14, 15, 17, 20, 21, 22, 23. Vol. V, Fol. 2, 6, 9, 15, 18, 20, 25, 26. Vol. VI, Fol. 1, 4, 8, 11, 13, 14, 18, 20, 21, 25, 27, 30, 32, 34, 36, 40, 42.). Kurz, Grabe verordnet für jedes Leiden in der Regel auch eins oder das andere dieser Mittel, und läſst sie in einfacher oder zusammengesetzter Form anwenden. Er versichert überdieſs noch, daſs er im Besitze noch mehrerer höchst wirksamer Mittel wäre, die er aber für sich zu behalten wünsche (Vol. I. Fol. 168.).

Grabe pfuscht indessen nicht allein innerhalb der pharmaceutischen Sphäre als Arzt und Wundarzt, sondern er wagt sich auch in die operative Chirurgie, und begnügt sich hier nicht etwa mit Kleinigkeiten, sondern geht sogleich ins Groſse und Lebensgefährliche. So gesteht er selbst, daſs er einem Manne, um ihn von der Tollheit zu curiren, die Hirnschale mit einem Taschenmesser, woran viele Instrumente, auch Bohrer sich befanden, trepanirt, und in die Wunde sodann Spiritus gegossen habe!!! (Vol. I. Fol. 162. u. 168.), ja sogar hat er sich erdreistet, dem von der Commission ihm übergegebenen, oben erwähnten aneurysmatischen Kranken heimlich in die Geschwulst einzustechen, um zu erforschen, ob Eiter oder (nach dem Urtheile der Commissarien) Blut darin enthalten wäre, wodurch er, hätte er zufällig den aneurysmatischen Sack getroffen, auf der Stelle den Tod des Leidenden herbeigeführt haben würde (Vol. I. Fol. 124. Vol. VI. Fol. 23.).

3) Ist Grabe ein Betrüger?

Es ist schwer, diese Frage richtig und gewissenhaft zu beantworten. Die königl. Regierung zu Merseburg scheint denselben ohne weiteres dafür erklären zu wollen, und die vorliegenden Acten enthalten eine Menge Data, die den Grabe der Betrügerei wenigstens höchst verdächtig machen. Die meisten seiner Angaben in Bezug auf seine bewirkten Curen, auf die Anwendung seiner Mittel, auf seine frühere Lebensweise, seine Vermögensumstände und über den Erwerb seines gegenwärtigen Besitzthums sind gröſstentheils unrichtig, sich selbst widersprechend und erdichtet. So sind seine Erzählungen von verübten Curen, wie die Vol. I. Fol. 34, wo er die sämmtlichen herausgerissenen Gedärme einer Kuh lediglich durch seinen Spruch wieder einheilte, oder wie die Fol. 50, wo er die vollständige Heilung einer am Krebse leidenden Person, der bereits die Gurgel, beide Backen, beide Ohren und das Genick weggefressen waren, bewirkt haben will, ferner die Behauptungen, daſs er Taubstumme sprechen gelehrt habe (Fol. 49.), daſs die Anwendung des Vitriolöhls aus seinen Händen für die Kranken schmerzlos sey (Fol. 39, 51.) (was aber Fol. 119. practisch widerlegt ist) *) und mehrere dergleichen Angaben so abenteuerlich und verstandeslos,

---

*) Grabe bedient sich zur Wegätzung parasitenartiger Gebilde der concentrirten Schwefelsäure, eines zu diesem Behufe sehr wirksamen und längst bekannten, aber auch in den Händen eines solchen unwissenden Menschen sehr gefahrvollen Mittels. Das Eigenthümliche seiner Anwendungsmethode soll aber darin bestehn, dafs es aus seinen Händen, selbst auf Geschwürsflächen angewandt, nicht schmerze, weil er die Kraft besitze, diesen Schmerz, und zwar, wie er selbst angibt, durch Hersagung seines Spruches: „Schmerz, ich sage dir etc.", oder wie seine Vertheidiger behaupten, durch seine magnetische Einwirkung sogleich zu beseitigen. Dieses Märchen hat man sogar drucken lassen, und sich erlaubt, für die Richtigkeit dieser absurden Behauptung Zeugen anzuführen, welche bei näherer Vernehmung hierüber sich gewifs nicht zu dem ihnen aufgebürdeten Zeugnisse bekennen dürften. Wenn aber dergleichen Behauptungen aufser der practischen Widerlegung noch eines Gegenbeweises bedurften, so hätte er nicht treffender und überzeugender gegeben werden können, als diefs im vorliegenden Falle wirklich geschehen ist; denn dieselbe Kranke, am Mutterscheidenkrebse leidend, die, wie es neben so vielen andern Lügen auch gedruckt steht, mit dem besten Erfolge in Prettin vom Grabe mit Vitriolöhl, und zwar schmerzlos behandelt worden ist, hatte sich während der Anwesenheit Grabe's in Berlin, wie viele andere von ihm früher behandelte und geheilt seyn sollende Kranke, unberufen hierher in die Charité begeben, zwar nicht (wie sie vor der Commission zu Protocoll erklärte), um sich vom Grabe daselbst, dessen äufserst schmerzhafter Heil-

dafs es wirklich schwer ist, zu bestimmen, ob er durch diese Erdichtungen blofs täuschen, und die Welt von der ihm verliehenen wundersamen Heilkraft überzeugen will, oder ob man diese Aeufserungen wirklich seiner Dummheit und Einfalt zuschreiben soll, was sich al-

---

methode sie sich bereits unterworfen, und wovon sie nichts weniger als einen günstigen Erfolg (wie auch der Augenschein lehrte) gehabt hätte, weiter behandeln zu lassen, sondern um sich dem „neuen Krebsdoctor" (dem Zollrendanten Hellmund), der gleichzeisig mit Grabe zu Heilversuchen berufen worden war, anzuvertrauen.

Allerdings hatte die Kranke sich hiermit das bessere Loos erwahlt, denn wenn gleich nicht bei ihr, da ihr Uebel schon zu weit vorgeschritten war, um gänzliche Heilung zu erringen, so waren doch in vielen andern Fallen die Heilversuche Hellmund's (von denen nächstens eine ausführliche Relation erscheinen wird) mit dem besten Erfolge gekrönt. Dieselben Commissarien, die aus Liebe zur Wahrheit und durch amtliche Berufspflichten allein geleitet, die Heilversuche des Grabe durchaus verwarfen, haben aus denselben Gründen den Heilversuchen Hellmund's volle Gerechtigkeit widerfahren lassen, die Hellmund'sche Methode als eine Bereicherung der Kunst anerkannt, und hoheren Orts darauf angetragen, den Erfinder derselben dafür zu belohnen. — Das Gute und Schlechte, wohet es auch kommen, und wie viele Gegner und Vertheidiger es auch immer finden mag, wird auf dem Probiersteine der Wahrheit sich ewig als gut oder ewig als schlecht erproben!

lerdings mit seiner sonstigen Verschlagenheit nicht gut verträgt. So gibt er sich Mühe, bei jeder Gelegenheit seine Uneigennützigkeit und Mildthätigkeit hervorzuheben, nimmt aber von der andern Seite die Geschenke recht gerne an, welche die Patienten ihm heimlich zusenden, und will sogar das Menschencuriren schon deshalb ganz aufgeben, und lieber auf das Curiren des Viehes sich beschränken, weil letzteres mehr als jenes eintrüge (Vol. I. Fol. 35, 37, 49, 53, 54, 55, 56, 111, 113, 147, 168.). So behauptete er anfänglich, sich für seine Curen mit den kleinsten Gaben begnügt zu haben, und kein Vermögen zu besitzen, und zuletzt liefs er sich verlauten, bereits über 8000 Thaler durch Curen erworben zu haben (Vol. I. Fol. 162.), auch gesteht er selbst zu, in Bristäblich eine Wiese zu besitzen, und in Bressel bereits ein Gut erkauft zu haben (Vol. I. Fol. 168. 169.). Anfänglich behauptete er steif und fest, dafs er die Kraft besitze, heilsam auf Menschen und Vieh einzuwirken, und dafs diese Wirksamkeit lediglich in seinen Betastungen und Besprechungen liege. Kaum hat er sich indessen in dieser Beziehung als einen abergläubischen Menschen geschildert, so beweist er durch seine spätere Aussage, dafs er ein blofser Gaukler sey, indem er zugesteht, auf die angeordneten Mittel mehr Vertrauen zu setzen, diese eigentlich für die Hauptsache zu halten, und zu glauben, dafs der Spruch und das Angreifen nur so nebenbei mitwirken (Vol. I. Fol. 158, 169.). Selbst der letzte Auftritt, die Entleibungsgeschichte betreffend (Vol. I. 157.) *), spricht mehr für ein wohl berechnetes Gaukelspiel, wodurch er der Welt als Märterer erscheinen wollte, als für eine ernstliche, aus wahrem Lebensüberdrusse oder krankhafter Seelenstimmung entsprungene Handlung.

Hätte wirklicher Lebensüberdrufs und Aerger über die mifslungenen Versuche, seine Heilkräfte nachzuweisen, den ernstlichen Entschlufs, sich das Leben zu nehmen, hervorgebracht, so würde er die That bei der ihm dargebotenen Gelegenheit, und wo niemand eine Ahndung von einer ähnlichen Seelenstimmung des Grabe haben konnte, auch wirklich vollführt haben, und er würde sicher nicht eine dreizackige Gabel, sondern ein hierzu geeigneteres Mordinstrument, z. B. ein Messer, deren mehrere auf demselben Tische lagen, hierzu gewählt, auch sich sicherlich nicht so un-

*) Es war nämlich am letzten Tage der commissarischen Verhandlung, wo Grabe, von der Nichtigkeit seiner Heilkrafte überfuhrt, den Verzweifelten spielte, und sich mit einer dreizackigen Gabel (!) erstechen wollte.

bedeutend verletzt haben, dafs man nach Verlauf von wenigen Stunden nach geschehener That Mühe hatte, die Spuren einer unbedeutenden Hautverletzung noch zu entdecken (Vol. I. Fol. 157, 160, 161, 164, 165, 166, 167.). Dafs diefs die richtige Ansicht ist, dafs Grabe nie Willens war, sich das Leben zu nehmen, sondern blofs das Mitleid der Menschen mit seiner Lage dadurch aufregen, und Aufsehen veranlassen wollte, beweist der richtig berechnete Erfolg, seine nachherige heitere Stimmung, und die bei einer seiner frühern Verhaftungen schon damals ausgesprochene Drohung, sich entleiben zu wollen (Vol. I. Fol. 172.).

So sehr nun auch alle diese und noch andere Umstände dafür sprechen, und es höchst wahrscheinlich machen, dafs Grabe die Menschen zu täuschen, und sie zu seinem Vortheile zu benutzen sucht, und so richtig alle diese Facta denselben als einen lügenhaften und höchst gefährlichen Menschen darstellen, so unzureichend dürften sie doch an und für sich seyn, um rechtlich zu beweisen, dafs Grabe ein wirklicher Betrüger sey. Da überdiefs die nähere Untersuchung und Entscheidung über diesen Fragepunct nicht für das Forum der Commission gehört, so glaubt sich selbige einer weiteren Erörterung hierüber überhoben zu halten.

Eben so mufs die unterzeichnete Commission es dem höheren Ermessen lediglich anheim stellen, welche Mafsregeln zu nehmen seyn dürften, um den Grabe für die Zukunft unschädlich zu machen, da alle bisherige Ermahnungen und wiederholte Bestrafungen fruchtlos abliefen. Nur darauf glaubt die Commission Ein hohes Ministerium aufmerksam machen zu müssen, dafs dem Unheile dadurch, dafs der Grabe nur unter der s. g. Aufsicht eines approbirten Arztes seine Pfuschereien ausüben dürfe, keineswegs abzuhelfen ist, sondern dafs vielmehr durch eine solche beschränkte Befugnifs gerade dem Unwesen ein freies Feld geöffnet, der Aberglaube bestärkt, Betrügereien aller Art befördert, und zu solchen wahrhaft zuchtlosen Auftritten (Vol. I. Fol. 49, 54, 56.) Gelegenheit gegeben werde, wie sie in Torgau wirklich Statt fanden. Uebrigens zweifelt auch die Commission, dafs der §. 706. des kön. preufsischen Landrechts auf den Grabe, da er nicht allein Pfuscher, sondern auch Beschwörer ist, und daher eine in jeder Hinsicht gesetzwidrige Handlung ausübt, anwendbar seyn kann.

Ueberdiefs mufs die Commission es dem hohen Ministerium gleichfalls anheim geben, in wiefern es erforderlich seyn dürfte, nicht allein das Verhalten des Dr. L.... in dieser Angelegenheit, sondern auch den Stadtrath zu Prettin, und ganz besonders den Stadtschreiber S. hinsichtlich ihres Benehmens und ihrer mit dem Dienstknechte Grabe geschlossenen Verbindungen einer weiteren Untersuchung unter Bezugnahme auf die Aussagen des Grabe sub Act. Vol. I. Fol. 52, 53, 58, 64, 65, 66, 71, 111, 137, 159 u. 168 zu unterwerfen. Denn man scheint sich nicht damit begnügt zu haben, durch Ausstellung abgeschmackter Atteste, durch Privatschreiben und öffentliche Bekanntmachungen den Glauben des Publicums an die Wunderkraft des Grabe zu bestärken, und Tausende von Menschen nach Prettin und Torgau hinzulocken; sondern man erfrechte sich sogar auch, Sr. Majestät den König mit falschen Angaben zu behelligen, und im Namen des Grabe eine Supplik einzureichen, deren Inhalt letzterer nicht kannte, und in der er zu einer Zeit Wochen lang als gefänglich verhaftet, und seiner bürgerlichen Freiheit beraubt, dargestellt wurde, wo er nach seinem eigenen Geständnisse (Vol. I. Fol. 53 u. 65.) diese Freiheit gerade am wenigsten entbehrte, und sein Unwesen frei und ungehindert ausüben konnte.

Schliefslich glaubt die Commission, dafs Ein hohes Ministerium den allgemeinen Wunsch des Publicums, und besonders des gebildeteren Theils desselben erfüllen würde, wenn Hochdasselbe entweder diesen Bericht oder eine kurze

Darstellung der darin enthaltenen Thatsachen öffentlich bekannt zu machen geruhen wollte.

Berlin den 24. Juli 1824.

Die zur Prüfung der Heilversuche des Grabe niedergesetzte Commission

Dr. Rust, Geheimer Ober-Medicinalrath und General-Stabsarzt.	D. K. G. Rudolphi, Geheimer Medicinalrath und Professor.
Klug, Geheimer Medicinalrath und Professor.	H. F. Link, Geheimer Medicinalrath und Professor.
Neumann, Regierungsrath und dirigirender Arzt der Charité.	Kluge, Professor und dirigirender Arzt der Charité.
Erman, Professor der Physik.	Kempf, Justizrath.

Auf den Grund des vorstehenden Commissions-Berichtes und der durch die königl. Regierung zu Merseburg angestellten Untersuchung der von dem Grabe früher in Torgau und Prettin behandelten Kranken, aus der, in so weit dieselbe unter den obwaltenden Umständen thunlich war, gleiche Resultate hervorgingen, hat das königl. Ministerium der Geistlichen- Unterrichts- und Medicinal-Angelegenheiten unter Darstellung des ganzen Sachverhältnisses seinen Schlufsbericht an des Königs Majestät erstattet, worauf Allerhöchstdieselben unter dem 28. August d. J. zu befehlen geruhet haben,

„dafs dem Dienstknechte Grabe für die Zukunft alles innerliche und äufserliche Curiren, bei Vermeidung der gesetzlichen Strafe, so wie das Curiren unter Zuziehung und Genehmigung eines approbirten Arztes und das mifsbräuchliche Anrufen des Namens Gottes bei seinen Beschwörungen, bei harter Ahndung zu untersagen, und derselbe mit dieser Warnung in seine Heimath ungesäumt zu entlassen sey."

Zugleich haben auch des Königs Majestät zu bestimmen geruhet, dafs denjenigen Aerzten, welche sich des Grabe etwa bei ihren Curen bedienen sollten, die fernere Ausübung der Civilpraxis untersagt, auch über die Resultate der stattgefundenen Untersuchung eine belehrende Bekanntmachung erlassen werden solle.

FSC
www.fsc.org
MIX
Papier | Fördert gute Waldnutzung
FSC® C083411

Zeitfracht Medien GmbH
Ferdinand-Jühlke-Straße 7
99095 Erfurt, Deutschland
produktsicherheit@kolibri360.de